新农村

防病知识丛书

食品卫生

第2版

主编 郑 宁 黄礼兰

U0288062

人民卫生出版社

图书在版编目（CIP）数据

食品卫生 / 郑宁，黄礼兰主编 . ——2 版 . —— 北京：
人民卫生出版社，2022.1
（新农村防病知识丛书）
ISBN 978-7-117-32410-6

Ⅰ.①食… Ⅱ.①郑…②黄… Ⅲ.①食品卫生 – 基本知识 Ⅳ.① R155

中国版本图书馆 CIP 数据核字（2021）第 236321 号

人卫智网	www.ipmph.com	医学教育、学术、考试、健康，购书智慧智能综合服务平台
人卫官网	www.pmph.com	人卫官方资讯发布平台

新农村防病知识丛书
食 品 卫 生
Xinnongcun Fangbing Zhishi Congshu
Shipin Weisheng
第 2 版

主　　编：郑　宁　黄礼兰
出版发行：人民卫生出版社（中继线 010-59780011）
地　　址：北京市朝阳区潘家园南里 19 号
邮　　编：100021
E - mail：pmph @ pmph.com
购书热线：010-59787592　010-59787584　010-65264830
印　　刷：中农印务有限公司
经　　销：新华书店
开　　本：850 × 1168　1/32　印张：2.5　插页：2
字　　数：58 千字
版　　次：2008 年 12 月第 1 版　　2022 年 1 月第 2 版
印　　次：2022 年 1 月第 1 次印刷
标准书号：ISBN 978-7-117-32410-6
定　　价：20.00 元

打击盗版举报电话：010-59787491　E-mail：WQ @ pmph.com
质量问题联系电话：010-59787234　E-mail：zhiliang @ pmph.com

主编简介

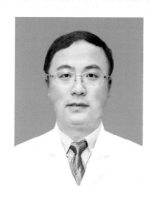

郑宁，浙江省金华市人民医院超声介入诊疗中心副主任，副主任医师，金华市青年科技奖获得者，金华市321人才。他主持浙江省卫生厅A类科技项目1项，金华市科技局重点科研项目3项，参与省市级科技项目5项。获得浙江省医药卫生科技奖2项，金华市科技进步奖3项。主编或参编书籍10部，在核心期刊上发表专业论文12篇。

主编简介

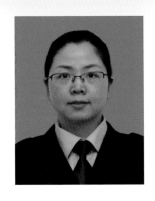

　　黄礼兰,副主任医师,公共营养师,浙江省金华市金东区疾病预防控制中心书记。主持完成农村饮用水卫生调查及综合干预应用研究,参与农村中学生艾滋病防控综合干预应用研究、血吸虫病防控适宜技术研究、碳酰胺杀灭钉螺效果系列研究、水土环境中氯硝柳胺污染物测定技术的创新与应用研究等科研6项,获省市科技进步奖3项,获评金华市321人才、金东区专业技术拔尖人才。参编科普书籍24本,发表论文40篇。

《新农村防病知识丛书——食品卫生(第2版)》
编写委员会

主　审　丁钢强　郑寿贵

主　编　郑　宁　黄礼兰

副主编　黄维运　李剑飞　叶　雷

编　委（按姓氏笔画排序）

　　　　王翠蓉　叶　雷　严瑶琳　李剑飞

　　　　何奇英　郑　宁　翁美贞　黄礼兰

　　　　黄维运

插　图　吴　超　郑海鸥

再版序

健康是群众的基本需求。党的十八届五中全会上,党中央提出了"推进健康中国建设"战略。可以预见,未来5年,我国将以保障人民的健康为中心,以大健康、大卫生、大医学的新高度发展健康产业,尤其是与广大农民朋友相关的基层医疗卫生,将会得到更快速的发展。在农村地区,发展与农民相关的健康产业,将大有可为。农民朋友也将会进一步获益,不断提升健康水平。

健康中国,必将是防与治两条腿一起走路的。近年来,随着医疗改革进入深水区,政府投入大量财力以解决群众"看病难、看病贵"的问题,使群众小病不出社区,方便就医。其实,从预防医学的角度来看,病后就诊属于第三级的预防,更有意义的举措应该是一级预防,即未病先防。而一级预防的根基就在于群众健康意识的提升,健康知识的普及,健康行为的遵守。农民朋友对健康的需求是日益迫切的,关键是如何将这种迫切需求转化为内在的动力,在预防疾病、保障健康上作出科学的引导。

这也是享受国务院政府特殊津贴专家的郑寿贵主任医师率队编写此套丛书的意义所在。自2008年起,该丛书陆续与读者见面,共计汇编18册。时隔8年,为了让这套农民朋友喜闻乐见的健康读本有更强的生命力,人民卫生出版社特约再版,为此,郑寿贵主任召集专家又进行了第2版修订,丰富了内容,更新了知识点,也保留了图文并茂、直观易懂的优点,相信会继续为农民朋友所喜欢。

呼吁每一位读者都积极参与到健康中国的战略实施中,减少疾病发生,实现全民健康。

浙江省卫生和计划生育委员会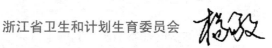

序

60多年前,世界卫生组织(WHO)就提出了健康三要素的概念:"健康不仅是没有疾病或不虚弱,且是身体的、精神的健康和社会适应良好的总称。"1989年,WHO又深化了健康的概念,认为健康包括躯体健康、心理健康、社会适应良好和道德健康。1999年,80多位诺贝尔奖获得者云集纽约,探讨"21世纪人类最需要的是什么",这些人类精英、智慧之星的共同结论是:健康!

然而,时至今日,"没有疾病就是健康"仍是很多农民朋友对健康的认识。健康意识的阙如,健康知识的匮乏,健康行为的不足,使他们最易遭受因病致贫、因病返贫。

社会主义新农村建设是中国全面建设小康社会的基础。"要奔小康,先保健康",没有农民的健康,就谈不上全国人民的健康。面对9亿多农民的健康问题,我们可以做得更多!

为满足农民朋友对健康知识的渴求,基层卫生专家们把积累多年的工作经验,从农民朋友的角度出发,陆续将有关重点传染病、常见慢性病、地方病、意外伤害等农村常见健康问题编写成普及性的大众健康丛书。首先与大众见面的是该套丛书的重点传染病系列。该丛书以问答的形式,图文并茂,通俗易懂,相信一定会为广大农民朋友所接受。

我们真诚地希望,这套丛书能有助于农民朋友比较清晰地认识"什么是健康""什么是健康行为""常见病如何预防""生了病该如何对待"等问题,从而做到无病先防、有病得治、病后康复,促进健康水平的提高。

拥有健康不一定拥有一切,失去健康必定失去一切!

中国工程院院士 李连娟

民以食为天，这是一个亘古不变的主题。食品是人类赖以生存的基本需要，是人类社会发展的物质基础和源泉。随着社会的发展，人们对食品卫生的关注程度越来越高。20世纪90年代以来，一些危害人类生命健康的重大食品卫生事件不断发生，引起各国政府和一些国际组织对食品卫生问题高度警觉，食品卫生已成为全球性的公共安全问题。

在我国，相对于城市食品卫生水平的不断提高，拥有9亿人口的农村地区是食品卫生的薄弱区和事故多发区。目前，农村居民普遍缺乏食品卫生知识，良好的卫生习惯尚未形成，自我保护意识还不强；一些"三无"食品，不法分子掺假掺杂食品，过期不合格食品，以及被城市市场拒之门外的食品大量流向农村市场；农村居民在加工、储存食品时生熟不分、处理不当等，导致食品污染致病致残和食物中毒事件频繁发生。因此，在农村普及食品卫生知识，使农民朋友了解食品卫生与健康的关系，提高卫生防病意识，改变不良行为习惯，对提高农村地区食品卫生，保障农民身心健康，建设和谐社会具有重要的意义。

为了向农民朋友宣传食品卫生知识，提高农村居民卫生防病意识，我们结合基层实际，以问答、图文并茂的形式编写了这本小册子，内容包括食品卫生的基本概念、食品生产加工、储存销售以及选购过程应注意的问题、食品污染和食物中毒的危害和预防等方面的知识。希望广大农民朋友能通过本书掌握食品卫生知识，增强卫生防病意识，保障身体健康，促进农村经济的可持续发展。

本书编写过程中,得到了浙江省卫生系统相关人员的指导和帮助,在此表示衷心的感谢。同时也要感谢一版编者及参考与引用国内同行文献与著作的作者,更要感谢郑寿贵主任在精力欠佳的情况下为完成本书再版所作出的巨大贡献。由于本书内容涉及面广,编著者水平有限,如有纰漏之处,恳请同行专家及广大读者不吝赐教。

编者

2021 年 6 月

目录

1. 什么是食品卫生

　　食品卫生是指食品从生产、加工、贮存、运输、销售、烹调直至餐桌的整个过程中,人们采取措施,以避免食品受到某些有害物质的污染,避免降低食品卫生质量,保护食用者的安全。

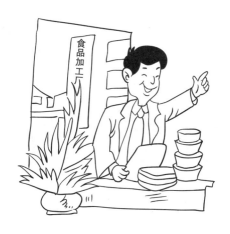

2. 近年来发生的食品卫生大事件有哪些

　　食品卫生与人们生活息息相关。20 世纪 50 年代以来,日本的水俣病、比利时的饲料二噁英污染、欧洲的疯牛病、美国的沙门氏菌污染、品牌婴儿食品重金属污染、三聚氰胺奶粉等食品安全事件,波及面广,无论对涉事企业,还是消费者都影响巨大,教训深刻。

3. 水俣病因何而中毒

　　1953—1956 年发生在日本熊本县水俣湾的奇怪病症,既是环境污染的公害病,也是食品污染的典型案例。这种病症先出现在猫的身上,病猫走路不稳,抽搐、麻痹,跳海自杀。不久后,一些患者也出现了步行困难、口齿不清、手足麻痹等类似症状。4万居民的集镇竟然有1万人不同程度的患病。直到1956年,日本熊本国立大学医学院研究证实,水俣病为居民长期食用了含汞的海产品所致。水俣病是全球八大公害之一,食品污染警钟长鸣,不容麻痹大意。

我国也曾发现松花江及邻近河流渔村儿童有食甲基汞污染的鱼类后出现手的握力降低、眼手协调功能下降、记忆力较差等症状。

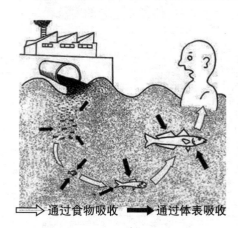

⟹ 通过食物吸收　➡ 通过体表吸收

4. 疯牛病着了什么魔道

疯牛病是牛海绵状脑病的俗称,病死率100%,且致病因子——朊病毒,既不含病毒遗传物质核酸(DNA或RNA),也没有病毒的形态,但却能在动物体内复制,而且目前现有的消毒方法对朊病毒均无可奈何,朊病毒的复制传播较细菌、病毒更快,传播力更强。

朊病毒主要引起脑海绵状变性(称为克-雅氏病),病牛表现为步态不稳、抽搐摔倒、烦躁、易受刺激,人类一旦食用患疯牛病的牛肉、牛脊髓等,会出现脑功能退化、记忆丧失、精神错乱等症状,最终导致患者死亡。

为何食草的牛会被感染朊病毒呢?原来欧美商家为提高产量,纷纷用"牛肉骨粉"饲养菜牛,同类相食,导致播散。疯牛病,疯的是牛,背后是庞大的资本利益因素作祟。当然治理代价也是惨痛的。所有的病畜及同群易感畜应以不出血的方式进行扑杀,并予以焚化后深埋处理,不得直接掩埋。

5. 二噁英污染饲料如何席卷欧洲四国

1999 年,比利时一些养鸡场出现蛋鸡不产蛋、肉鸡生长怪异的现象,专家调查发现 9 家饲料公司生产的饲料含有过量的二噁英。通过对使用该饲料的养殖场扩大调查,发现比利时约 1/3 的养殖场受到污染。

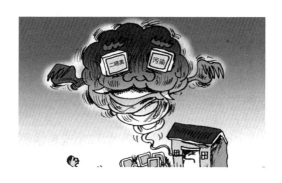

更糟糕的是,饲料公司已将约 8 万千克混有二噁英的动物油脂卖给了 10 家比利时公司、1 家法国公司和 1 家荷兰公司,这些公司把受污染的饲料又卖给了成百上千家的养殖场。为此,多国宣布暂停从比利时、法国、德国、荷兰进口鸡肉、鸡蛋、牛奶、奶制品、牛肉、猪肉等,欧洲四国畜牧业损失惨重。这是仅次于英国疯牛病的又一灾难。

二噁英毒性高,可造成生殖和发育问题,损害免疫系统,干扰荷尔蒙,并导致癌症发生。主要来源于与氯有关的化工厂、农药厂、垃圾焚烧及纸浆的漂白过程。

6. 食品安全为什么要突出预防为主的理念

从上述的这些案例可以看出，一旦食品存在不安全因素，为消除隐患、消除危害往往要投入数十倍、甚至上百倍、上千倍的人力、物力、财力才能弥补，代价惨痛。

民以食为本，食以安为先。预防为主，狭义地讲，就是个人把好入口关。不吃有安全隐患的食品，避免食入后对身体造成不良影响。发现食品有异常的，应及时舍弃。

广义而言，全社会应合力确保食物从生产至食用的全程安全，不生产、不销售不安全的食品。

7. 农村常见的食品卫生问题有哪些

农村常见的食品卫生问题主要有：

（1）种植、养殖农产品被污染，如滥用甚至违禁使用高毒农药等；

（2）食品生产加工领域受污染，如滥用或超量使用增白剂、保鲜剂、食用色素等加工食品以及违法使用不合格包装物等；

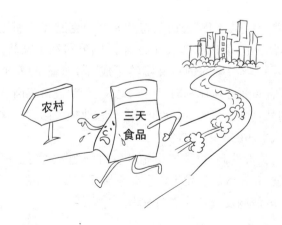

（3）食品流通领域的问题，如一些"三无"食品、过期不合格食品以及被正规市场拒之门外的食品以流动摊贩的形式出现等；

（4）食品贮存过程卫生问题，如食物储存不当引起发霉变质等。

8. 种植业、养殖业中主要有哪些食品卫生问题

在粮食、蔬菜、水果、茶叶等种植过程中，使用农药、化肥等化学品导致毒性残留；在动物养殖过程中，使用违禁农药、兽药、鱼药和饲料添加剂等；患动物疫病的动物所产的奶、肉违法销售等问题。

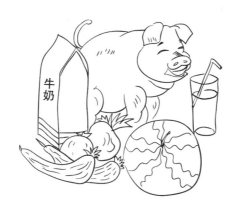

9. 什么是农产品中的农药残留

农产品中的农药残留是指使用农药后，一部分农药直接或间接残留于谷物、蔬菜、果品、畜产品、水产品等农产品中的现象。如果未按照规定施用农药和进行农产品采收，或违反国家规定使用禁用的农药，都会对食用者身体健康造成危害。

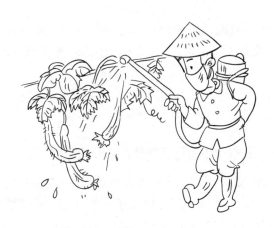

解决农产品的农药残留超标问题,必须要从源头上着手,减少农药使用量,规范使用农药。严格按照农药的标签标注的使用范围、使用方法和剂量、使用技术要求和注意事项使用农药,不得扩大使用范围、加大用药剂量或者改变使用方法。标签标注安全间隔期的农药,在农产品收获前应当按照安全间隔期的要求停止使用。

2010年海南的有毒豇豆事件,因连续被检出农药水胺硫磷而导致严重滞销,菜农、商贩损失惨重。好的食品,肯定是基于规范的种植期间管理,原材好,食物才好。

10. 哪些农药是国家禁止使用的

国家明令禁止使用的农药(共33种):甲胺磷、甲基对硫磷、对硫磷、久效磷、磷胺、六六六、滴滴涕、毒杀芬、二溴氯丙烷、杀虫脒、二溴乙烷、除草醚、艾氏剂、狄氏剂、汞制剂、砷类、铅类、敌枯双、氟乙酰胺、甘氟、毒鼠强、氟乙酸钠、毒鼠硅、苯线磷、地虫硫磷、甲基硫环磷、磷化钙、磷化镁、磷化锌、硫线磷、蝇毒磷、治螟磷、特丁硫磷。农药使用者不得使用禁用的农药。

限制使用、撤销登记的农药(共 17 种):甲拌磷、甲基异柳磷、内吸磷、克百威、涕灭威、灭线磷、硫环磷、氯唑磷 8 种高毒农药不得用于蔬菜、果树、茶叶、中草药材上;三氯杀螨醇、氰戊菊酯不得用于茶树上;撤销氧乐果在甘蓝、柑橘树上的登记;撤销丁酰肼在花生上、水胺硫磷在柑橘上的登记;撤销灭多威在柑橘树、苹果树、茶树、十字花科蔬菜上的登记;撤销硫丹在苹果树、茶树上的登记;撤销溴甲烷在草莓、黄瓜上的登记;撤销氟虫腈除卫生用、玉米等部分旱田种子包衣剂外用于其他方面的登记。

剧毒、高毒农药不得用于防治卫生害虫,不得用于蔬菜、瓜果、茶叶、菌类、中草药材的生产,不得用于水生植物的病虫害防制。

11. 清除水果蔬菜上的农药残留方法有哪些

主要有清水浸泡洗涤法、碱水浸泡清洗法、加热烹饪法、清洗去皮法和储存保管法。比如对于带皮的水果蔬菜,可先清洗、去皮,仅食用肉质部分;对于易保存的水果蔬菜,用储存保管法,通过一定时间的存放,减少农药残留量;还可以先将蔬菜放入沸水中焯一下,再制作美食,从而减少农药残留量。

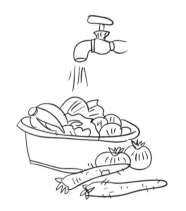

12. 如何预防误服农药引起的食物中毒

农药引起食物中毒的情况主要有:食用刚喷洒过农药不久的瓜果蔬菜;食用由农药毒杀的家禽、鱼类等;误把农药当作酱油或食用油而食用;用盛放过农药的容器盛放酱油、菜油等食物引起中毒等。最常见为有机磷农药中毒,包括甲胺磷、乐果、敌百虫、敌敌畏、杀螟松等。预防措施:对可能受农药污染的瓜果、蔬菜,在食用前应用清水浸洗 15 分钟以上,最好用淘米水浸洗,以更好降低农药含量;瓜果、蔬菜在喷洒农药后,应过安全期方可采集来加工食用;要加强农药管理,严防农药滥用污染食物等。

13. 饲料添加剂管理应遵循什么法规

《饲料和饲料添加剂管理条例》于 1999 年 5 月 29 日中华人民共和国国务院令第 266 号发布,分别于 2001 年、2013 年、2016 年、2017 年进行 4 次修订。该条例明令禁止在饲料、动物饮用水中添加国务院农业行政主管部门公布禁用的物质以及对人体具有直接或者潜在危害的其他物质,或者直接使用上述物质养殖动物。禁止在反刍动物饲料中添加乳和乳制品以外的动物源性成分。

在饲料或者动物饮用水中添加国务院农业行政主管部门公布禁用的物质以及对人体具有直接或者潜在危害的其他物质,或者直接使用上述物质养殖动物的,由县级以上地方人民政府饲料管理部门责令其对饲喂了违禁物质的动物进行无害化处理,处 3 万元以上 10 万元以下罚款;构成犯罪的,依法追究刑事责任。

14. 瘦肉精对人体有什么危害

中国最早报道的瘦肉精中毒事件是 1998 年供港活猪引起的,之后,类似事件屡屡见报。2011 年"3.15"特别行动中,央视曝光了双汇"瘦肉精"养猪一事,掀起了轩然大波。瘦肉精,其实是一类动物用药,中国最常见的是盐酸克仑特罗,临床上常用于治疗哮喘病。在饲料中添加瘦肉精后可使畜、禽类的瘦肉率提高,使肉品提早上市,降低饲养成本,但是瘦肉精会在饲养畜禽的肌肉、内脏中残留,引起食用者中毒,出现头晕、肌肉震颤、心悸等,严重者可出现心律失常危及生命。1999年,国务院颁布的《饲料和饲料添加剂管理条例》明确规定,严禁在饲料和饲料添加剂中添加盐酸克仑特罗等激素类药品。

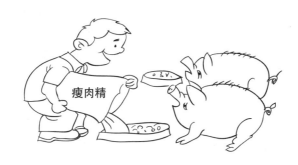

15. 孔雀石绿对人体有什么危害

2006年11月,我国某地区在抽取淡水鱼样本化验时发现,15个桂花鱼样本有11个含有孔雀石绿。孔雀石绿是一种带有金属光泽的绿色结晶体,又名"碱性绿""孔雀绿",它既是染料,又是杀真菌剂,因此被一些不良鱼贩用来对甲鱼、鳗鱼等鱼类进行消毒。科研结果表明,孔雀石绿在鱼体内残留时间很长,且其具有高毒性、高残留和致癌、

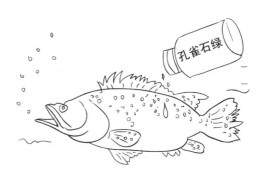

致突变等副作用。2002年,我国正式将孔雀石绿列入《食品动物禁用的兽药及其化合物清单》。

16. 为什么不能吃药物催生的甲鱼

按传统的养殖方法,甲鱼要5年才能成型,曾经有不法商贩用"激素饲料"催生甲鱼,在饲料里添加违禁药物成分。催生甲鱼对儿童危害极大,会促使提早发育和性早熟,对成人的肝肾功能也会有损伤。

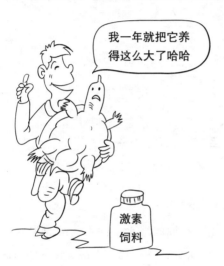

我一年就把它养得这么大了哈哈

激素饲料

在养殖过程中,无论是抗生素还是促生长剂等,不论是大剂量短期治疗,还是小剂量长期添加在饲料中,都会在动物的肌肉、内脏等部位有残留,残留过量会危害食用者的健康。

17. 居民选购食品时要注意哪些卫生问题

在购买食品时应注意以下方面:要到具有经营资格,取得卫生许可证的商店购买食品,不要到无证摊贩处购买食品;观察食品外包装,字迹模糊、出现错别字、偏色、套色误差大的产品很可能是假冒伪劣产品,因此要选择外观卫生、标签清晰、有明确的厂名和厂址的品牌产品,不买"三无"产品;注意查看产品包装上的生产日期和保质期,不买过期的产品;注意质价相符,对超低价格食品不要轻易购买;对于颜色过于鲜艳、着色太浓,吃后气味刺鼻,嘴唇、手指染色食品,要谨慎购买。

18. 如何辨别新鲜肉类

新鲜的猪肉、牛肉通常具有以下几个特征:

(1)表面有光泽,红色均匀,脂肪洁白或淡黄色;

(2)外表微干或微湿润,不粘手;

(3)用手指按压后的凹陷能立即恢复;

(4)气味正常,无异味;

(5)肉汤清澈透明,脂肪团聚于肉汤表面,有肉的鲜香味。

反之,肉的新鲜度不是最佳,采购时需要注意。

19. 如何辨别新鲜鱼类

新鲜活鱼,从外观上看,富有光泽,鱼的鳞、鳍无缺损,无伤痕、溃烂;鱼鳃盖紧闭,不易打开,颜色鲜红;鱼眼饱满,角膜透明。

如在水箱中售卖,可选择在下层游动的鱼,因为通常体质差的鱼多在水箱的上层游动,鱼嘴贴着水面,尾身下垂,如鱼侧身漂浮在水面上游动,则有可能为濒死状态。

20. 死甲鱼、死黄鳝、死螃蟹等为什么不能购买食用

甲鱼、黄鳝都比较滋补,但应注意现宰杀现烹饪,切忌吃死的。因为甲鱼、黄鳝、螃蟹体内都含有丰富的组氨酸,死后,组氨酸会很快转变为有毒性的组胺。

组胺中毒常在进食后1～3小时出现,表现为头

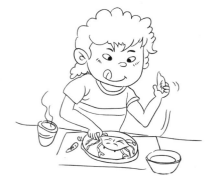

痛、脸面部潮红(像醉酒样)、血压下降、心动过速等,可给予脱敏药物治疗,并给予大量维生素 C。

21. 面粉是否越白越好

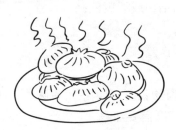

优质面粉在色泽上应是乳白色或微黄色,不发暗,无杂色;而劣质面粉色泽不正常,呈灰白色或深黄色,发暗,色泽不均匀。添加过量增白剂的面粉呈雪白色。因此面粉并非越白越好。

22. 含吊白块的食品对人体有什么危害

一些不法生产商为了使米粉、粉丝、腐竹等食品变得更白、更韧,将一种名为"吊白块"的化学品加入其中,严重危害了食用者的健康。吊白块的化学名称叫甲醛次硫酸氢钠,属于工业漂白剂,是绝对不能用在食品生产中的,它在加工过程中会分解出甲醛,食入含有甲醛的食品会直接产生中毒反应,轻者头晕、呕吐、上腹疼痛,重者会出现昏迷、休克;长期食用会引起肝肾功能损伤,甚至癌症。

2001 年,某学校的 80 多名学生,相继出现恶心、呕吐、头晕等症状。经卫生部门调查,

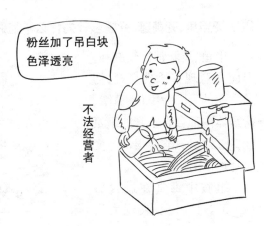

粉丝加了吊白块色泽透亮

不法经营者

这些学生的早餐中均食用了米粉,而引发中毒的罪魁祸首便是米粉中添加的吊白块。

23. 牛奶越"浓香"越好吗

人们都希望喝到的牛奶又浓又香,有些商家为了谋取利润,便向牛奶中添加大量增稠剂和香精,使之变得"浓香",以满足消费者的需求。如果长期饮用这种牛奶,很容易造成人的口感疲劳,并影响营养的吸收,不利于人体健康。而真正的纯奶口感比较清醇,带有牛奶特有的芳香。所以牛奶并非越"浓香"越好。

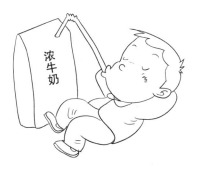

24. 为什么不要购买颜色异常鲜艳的糖果

有些小朋友非常喜欢颜色鲜艳的糖果,但色彩越鲜艳越不建议购买食用。国家标准对食品添加食用色素的使用范围和使用量均有严格的限制。

我国允许使用的色素有40余种天然色素和20余种合成色素,天然色素如红曲米、焦糖色、甜菜红、番茄红素、β - 胡萝卜素等,合成色素如苋菜红、胭脂红、柠檬黄、亮蓝等。20世纪50～60年代,发现不少食用合成色素具有致癌、致畸作用,各国于是对食用合成色素的使用严加控制。

25. 为什么不能购买外表光鲜的坚果、干果

许多人在购买榛子、瓜子、松子等坚果时,喜欢挑选外表光鲜、漂亮的。其实越是色泽富有亮光、颜色鲜艳欲滴的食品,大

家越要留个心眼——这有可能是商贩的"花招"。有些不法商贩用硫黄熏染或工业石蜡等擦拭坚果、干红枣等,达到给坚果、干果"化妆"的目的,从而好卖相,好销量。但这些"化妆"后的食物可能会给食用者带来健康危害。

此外,果干制品常见二氧化硫超标,也需要多加留意。2018年,甘肃省食品药品监督管理局抽查发现 30 批次果干制品二氧化硫超标,最高超标 54 倍。二氧化硫、焦亚硫酸钾、亚硫酸钠是食品加工中常用的漂白剂和防腐剂,使用后产生二氧化硫残留。二氧化硫进入人体后最终转化为硫酸盐并随尿液排出体外,少量二氧化硫进入人体不会对身体带来健康危害,但若过量食用可引起如恶心、呕吐等胃肠道反应。

26. 为什么不要购买颜色异常鲜亮的水发产品

水发产品主要包括海参、鱿鱼、海蜇、鱼皮和虾仁等,一些不法商贩使用双氧水、甲醛等化学试剂浸泡水发产品使之颜色鲜亮,长期食用此类产品会引起肝肾功能损伤,甚至导致癌变。消费者应避免选购颜色异常鲜亮、有刺激性气味或腐臭味、没有弹性、手捏易碎的水发产品。

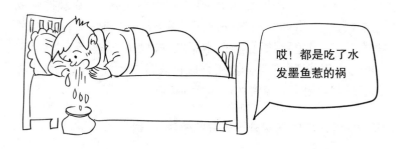

哎!都是吃了水发墨鱼惹的祸

27. 食品腐败变质的原因有哪些

食品腐败变质是微生物、环境因素、食物本身三方面作用的结果。在细菌、霉菌等微生物的作用下,食物的成分和感官性状发生变化,食用价值降低或丧失。不同的细菌可引起不同类型的腐败变质,如弧菌、嗜盐菌常引起水产品、盐腌食品的腐败变质,芽孢菌引起罐头食品的腐败变质。

28. 食品贮存过程中应注意什么

食品贮存场所应保持清洁、干燥、通风,避免阳光直接射入;食品应有防蝇、防尘、防鼠设施;食品存放应做到生与熟、成品与半成品、食品与杂物、食品与药物隔离;食品存放应隔墙离地;不同食品应按各自不同的贮藏要求分类存放;家庭里食品不宜贮存过多,时间不宜过久,并应经常检查,以免过期。

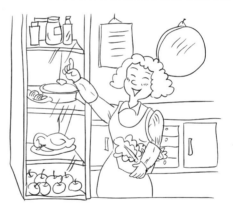

29. 如何使用冰箱保存食品

生、熟食品应分开存放,因冷气从上而下,因此洁净的食物应放在上层,以防交叉污染。熟食放入冰箱前必须凉透,否则易使其中心发生质变,同时食品带入的热气可促使霉菌生长,导致整个冰箱内的食品霉变;从冰箱内取出的熟食必须彻底加热才能食用。

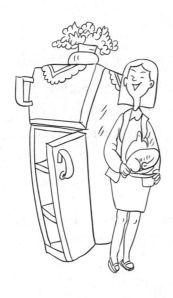

冷冻食品宜快速冷冻、缓慢解冻,不宜采用温热水浇浸等方式强制解冻;解冻后的食品最好不要再放回冰箱,反复冷冻可使食品组织破坏和营养成分流失。肉类等可以按每次食用量切块后再冷冻,以避免反复冻融。

需要注意的是,冰箱的低温环境也适宜一些细菌生长,如耶尔森氏菌、李斯特菌等,因此,冰箱不是"保险箱",要根据食物的特点,确定存放的温度和期限,以免食品变质,导致食物中毒。

30. 哪些食品不宜放在冰箱保存

并非所有的食品都适合放在冰箱保存,有些食品放在冰箱中,反而会缩短保质期。饼干、糖果、蜂蜜、咸菜、黄酱、果脯、干制食品等,都无需放入冰箱,它们有的水分含量极低,微生物无法繁殖;有的糖和盐浓度过高,微生物也无法繁殖。同时,像芒果、香蕉等热带水果,适合在 12℃左右保存,放在室温阴凉处即可,如果放入冰箱,反而会让它们受到冷害,提前变质。

31. 为什么生食和熟食不能混放

任何生食,无论是蔬菜还是肉食,虽然经过清洗,上面仍有大量的细菌,如果将生食和熟食混放,或是用放过生食且未清洗的器皿直接去装熟食,熟食就会受到污染,人吃了容易发生食物中毒。而且,如果生的食物中带有寄生虫或虫卵,熟食因共用器

具污染后,会直接导致寄
生虫的感染。

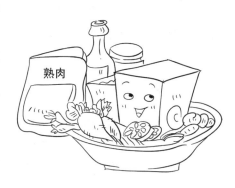

熟肉

正确的做法是装过
生食的器皿,要先清洗消
毒后再盛放熟食;刀、砧
板等工具最好备两套,切
生食与熟食的各自分开,
或是切完生食后,必须清
洗消毒后才能处理熟食。

32. 大米如何存放

家庭储存的大米要放在阴凉、通风、干燥处,避免高温、光
照。要经常曝晒盛米的空米桶和空米缸,清除缸内的糠粉、虫卵
等。梅雨和盛夏季节,为防止大米受潮霉变、生虫,可选择真空
小包装,以缩短开袋后的食用时间。大米不宜长久存放,特别是
在夏季,否则易陈化;如受潮霉变,还会产生毒素,因此不建议
囤积。

33. 如何存放食用油

食用油要放在低温、阴暗
处,避免阳光直射,并注意密
封隔氧,如果用深色的容器存
放更好。不能放在窗口旁或
炉灶旁,因为在高温和阳光直
射下,油脂的氧化反应会加
快,容易产生"酸败"现象,产
生让人不愉快的"哈喇味",

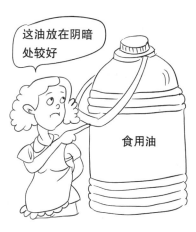

这油放在阴暗
处较好

食用油

会产生对人体有害的醛、酮类物质。如果长期食用"酸败"的油脂，可损害肝、肾等脏器。另外，购买食用油要注意生产日期，现买现吃，不要长时间存放。

34. 如何存放酱油和醋

酱油和醋容易发霉长白膜，要放在阴凉干燥处保存。此外，可以把盛酱油和醋的瓶子事先用开水烫后晾干，再把买来的酱油、醋按 1～2 周的使用量灌入瓶内，剩余的量仍旧密封，存放于干燥处，以避免长霉。

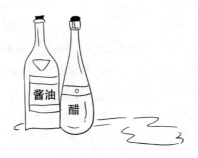

35. 白糖存放太久有什么危害

有的人家里，白糖放久结块了仍照常食用，比如炎热夏天拌个西红柿加白糖，一吃却拉肚子。原因极有可能是白糖中的螨类作祟。因为白糖贮存时间长了，会因吸潮而结块，螨类在潮湿的环境下极易孳生。人吃了被螨虫污染的白糖，会引起腹痛、腹泻等。所以，白糖每次应适量购买，并贮藏在干燥处，加盖密封。

36. 豆浆可以放在保温瓶里保存吗

不可以。因为豆浆营养丰富,放在保温瓶里容易滋生细菌,使豆浆腐败变质,人一旦喝了就容易引起腹痛、腹泻,甚至食物中毒。所以,豆浆煮沸后要立即食用,如需存放一段时间,可放入玻璃瓶中,用保鲜膜封口,再盖上瓶盖,放入冰箱冷藏。

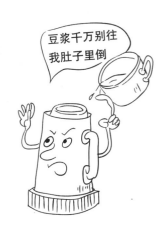

豆浆千万别往我肚子里倒

37. 牛奶的存放有什么要求

鲜牛奶应该放在阴凉的地方,最好加盖密封,放在冰箱上层,以免串味;不要让牛奶曝晒阳光或照射灯光,日光、灯光均会破坏牛奶中的维生素,同时也会使其失去芳香。牛奶宜冷藏,不宜冷冻,以免影响其品质。

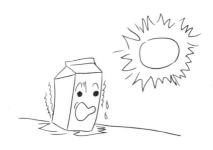

无论纯牛奶,还是酸牛奶,一旦启封,就应尽快食用完毕,避免长时间保存。牛奶里含有丰富的营养物质,启封后极易被空气、器具等的细菌污染。而在常温下,细菌在牛奶中约20分钟就能繁殖一代,3～4小时牛奶就会变酸、腐坏。这时的"酸"奶,可不是以乳酸杆菌发酵而成的市售酸奶,里面含的是可以致病的细菌,会导致胃肠发炎,出现腹痛、腹泻等症状。

38. 糕点贮存太久有什么危害

许多糕点含有丰富的油脂或用坚果等油脂含量较高的原料,这些物质在存放过程中,会受到阳光照射以及空气、温度等因素的影响,发生脂肪酸败,有哈喇味,影响口感,还会产生过多的醛类、酮类等物质,出现恶心、呕吐、腹痛、腹泻、腹胀等不适。另外,糕点含水分较多,在一定的温度作用下会因霉菌的大量繁殖而发生霉变,食用后对人体健康有害,且易发生食物中毒。所以,糕点买回后不可长时间存放,应在保质期内食用。

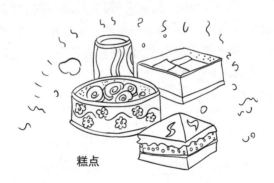

糕点

39. 开启后的水果罐头能久放吗

水果罐头开封后,最好一次食用完毕,不要久放。由于水果罐头中的含糖量和含酸量很高,开启后空气中的微生物尤其是酵母菌、乳酸菌等进入罐头,会引起罐头腐败变质,食用会损害人体健康。

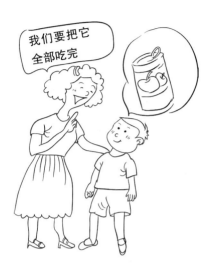

40. 为什么方便面不可以久放

　　方便面一般都是以油炸的方式制作的,外面用塑料袋包装,如果长时间存放的话,外界空气与潮气容易进到包装袋里,与面里的油脂发生化学变化,会生成醛类、酮类物质,不仅使方便面出现异味,而且对人体健康有害。因此,方便面除了要在通风干燥的地方保存外,最好尽快吃完,不要长时间存放。

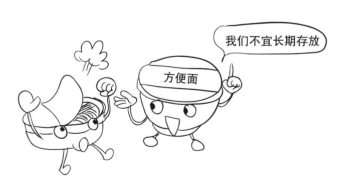

41. 香肠可以长时间存放吗

冬天很多家庭会自制香肠,人们常认为香肠是一种适合长时间存放的食品,其实不然。因为香肠在加工制作的过程中,虽然经过安全保存的处理,但由于它的主要材料是猪肉,存放过久会发生霉变,还容易被毒性很强的肉毒杆菌污染,人食用后会发生食物中毒。

42. 茶叶应如何存放

保存茶叶的条件:一是要干燥,二是最好在低温环境下(5℃左右)。小包装茶,无论是复合薄膜袋装茶或是听罐包装茶,都必须放在能保持干燥的地方。散装茶,可用

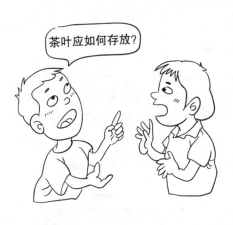

茶叶应如何存放?

干净白纸包好,置于有干燥剂(如块状未潮解石灰)的罐、坛中,坛口密封。如茶叶数量少而且很干燥,也可用二层防潮性能好的薄膜袋包装密封好,放在冰箱中,可保存半年基本不变质。

43. 什么是食品添加剂,常用的食品添加剂有哪几类

食品添加剂是指为改善食品品质和色、香、味,以及防腐和加工工艺需要而加入食品中的化学合成或天然物质。常用的食品添加剂包括酸度调节剂、抗氧化剂、漂白剂、着色剂、护色剂、酶制剂、增味剂、防腐剂和甜味剂等9种。

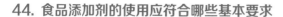

44. 食品添加剂的使用应符合哪些基本要求

（1）不应对人体产生任何健康危害；

（2）不应掩盖食品腐败变质；

（3）不应掩盖食品本身或加工过程中的质量缺陷或以掺杂、掺假、伪造为目的而使用食品添加剂；

（4）不应降低食品本身的营养价值；

（5）在达到预期效果的前提下尽可能降低在食品中的使用量。

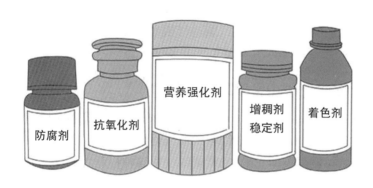

45. 常用的酸度调节剂有哪些

酸度调节剂通过维持或改变食品的酸碱度,改善食品的性状,从而增加食欲,防腐,促进体内钙、磷消化吸收。有机酸如枸橼酸、乳酸、苹果酸等,大多存在于天然食品中,毒性很低,较为安全,可按生产需要适量使用。使用中需要注意酸的纯度,不能在食物成品中检测出游离无机酸。

46. "苏丹红1号"对人体有什么危害

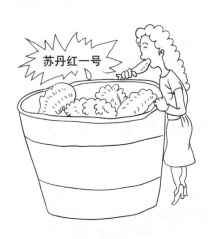

"苏丹红1号"是一种红色的工业合成染色剂,一般用于机油、汽车蜡和鞋油等产品,不能添加在食品中。"苏丹红1号"能造成人类肝细胞突变,具有致癌性。曾有不法添加剂生产企业以苏丹红化工染料冒充食用添加剂辣椒红色素,销售给相关生产企业。

47. 选购粽子为什么要警惕"返青粽叶"

为了保持粽叶新鲜诱人,一些商家采用化学染色手段,在浸泡粽叶时加入工业硫酸铜和工业氯化铜,让已经失去原色的粽叶返青,使其表面光鲜,色泽鲜绿。用这种粽叶包装粽子,很容易使工业用硫酸铜原料中含有的砷、铅、汞等重金属元素渗透到粽子产品中去,食用后会给身体造成极大损伤,严重的会导致肾脏功能衰竭。识别"绿衣"粽子有三法:一看外观,"返青粽叶"色泽青绿,而正常粽叶在制作过程中经过高温蒸煮,颜色会发暗发黄,绝不会有青绿色;二闻味道,"返青粽叶"包的粽子煮后粽叶香味不浓,反而有淡淡的

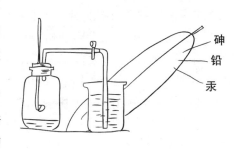

砷
铅
汞

硫黄味;三辨煮水,"返青粽叶"煮后水变绿,正常粽叶煮后水呈现淡黄色。

48. 食品制作工具主要有哪些卫生要求

食品制作工具的材质一般要求耐水、耐热、表面致密光洁等,要求尽量避免卫生死角的存在,便于拆卸和刷洗。工具使用后应认真清洗,洗净后用清水冲洗干净,并用清洁的布擦干。为消除污染,还应定期进行消毒,已消毒和未消毒的工具应严格区分,分开放置,不能混淆。

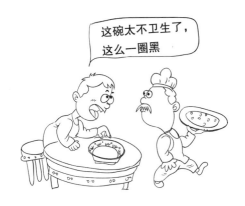

49. 餐具、厨具常用的消毒方法有哪些

消毒就是杀死物品表面的细菌、病毒等病原体,预防疾病传播。为了保证消毒效果,消毒前应先将餐具厨具清洗干净。

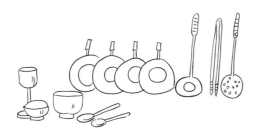

餐具、厨具的洁净卫生程度直接影响着食品卫生质量。常用的消毒方法有蒸汽消毒、煮沸消毒、红外线消毒、臭氧消毒、含氯消毒剂浸泡消毒等。用消毒剂消毒后应注意用清水冲洗干净。

50. 菜刀和砧板的使用应注意什么卫生问题

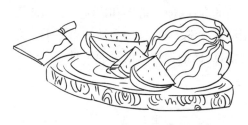

所有食品制作工具之中，菜刀、砧板使用频率最高，因此被污染的机会也最多。菜刀使用后应洗净，放于干燥通风处或插挂在刀架上晾干，以免被重新污染。砧板多为木质，有许多缝隙和肉眼看不见的孔洞，藏有大量微生物，留在砧板的食品则为这些微生物提供良好的营养，所以砧板使用后应清洗干净，并经常在日光下晾晒消毒。另外，加工制作生、熟食品的菜刀、砧板要分开，以防交叉污染。

51. 使用锅具要注意什么

各类锅具使用都有禁忌，使用不当会影响人体健康。铁锅忌煮杨梅、山楂、海棠等酸性果品，忌盛放食物过夜等；铝锅在第一次用时，最好先煮或盛放带油的食物，以增加防腐能力，不宜盛放隔夜食物；不能用不锈钢锅煎熬中药，以防不锈钢在加热条件下与中药反应，生成毒性更大的化学物质，危害人体健康。

有些人在烹调食物时，为了图方便省事，炒菜后不清洗炒锅，又接着炒下一道菜，或者错误地认为，炒菜锅天天使用，无需清洗，其实这样的做法对健康是十分有害的。因为炒完菜后，锅内形成的锅垢，因高温等因素，有些可能含有有害物质，特别是加工蛋白质和脂肪丰富的菜肴。因此,炒完一个菜就应清洗一次锅,千万不能怕麻烦。

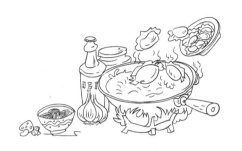

52. 什么是食品污染

食品污染是指食品从种植、养殖到生产、加工、贮存、运输、销售、烹调直至餐桌的整个过程中的各个环节,由于各种条件和因素的作用,可使某些有害物质进入动、植物体内或直接进入食品,造成污染。

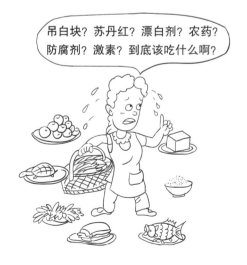

53. 食品污染对人体有什么危害

食品污染对人体健康的影响有多方面的表现,一次大量摄入受污染的食品,可引起急性中毒,即食物中毒;长期少量摄入含污染物的食品,可引起慢性中毒,甚至发生癌变;有些污染物还可通过母体使胎儿流产、死胎或使婴儿发育迟缓等。

54. 食品污染物如何分类

食品污染物按其性质可分为三类:

生物性污染:包括细菌与细菌毒素、霉菌与霉菌毒素、病毒、寄生虫、昆虫等有害生物的污染;

化学性污染:包括农药残留、工业"三废"排放有毒有害物质、食品容器包装材料中的有害金属或塑料单体等的污染;

物理性污染:食品生产加工过程中的杂质超过规定的含量,或食品吸附、吸收外来的放射性物质所引起的食品质量安全问题。

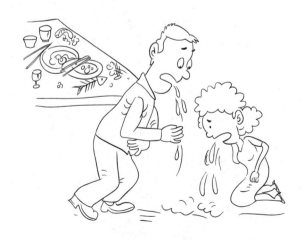

55. 隔夜剩余饭菜应如何处理

隔夜饭菜容易引起细菌性污染,其中包括蜡样芽孢杆菌、志贺氏菌、沙门氏菌等,因此,隔夜饭菜必须冷藏存放,食用前彻底加热。

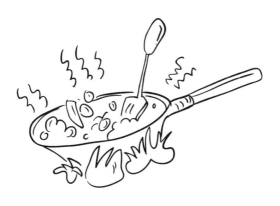

56. 常温下放置2小时的熟食是否要加热食用

一般来讲常温比较适宜细菌生长繁殖,食品专家称5～65℃是"危险温度带"。据调查,大多数食物中毒,都是食物在常温下放置时间过长被微生物污染所致,所以常温下放置2小时的熟食要充分加热后才比较安全。

57. 烂水果削掉腐烂部分后还能吃吗

有些人吃水果时,碰到水果烂了一部分,就把烂掉的部分削掉再吃;也有街头不法小贩将出现部分腐烂的西瓜、哈密瓜、菠萝切块卖给顾客。其实,病原微生物侵入果品造成局部溃烂,肉眼很容易看到,但在腐败过程中产生的有害、有毒物质污染尚未发生病变的果肉,则是肉眼看不到的,食用后会对人体健康产生危害。因此,尽管水果只烂了一部分,也还是整个都不吃为好。

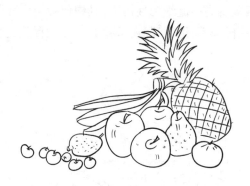

58. 为什么鸡蛋不能生吃

鸡蛋外壳肉眼看起来几乎密不透风,但在显微镜下,外壳充满小孔,其孔径比致病菌大几十倍甚至几百倍。因此,鸡蛋生下后,难免会有一些病原体(如沙门氏菌等)侵入。如果吃了受病原体污染的生鸡蛋,就可能发生急性胃肠炎,表现为畏寒发热、恶心呕吐、腹痛腹泻等。所以鸡蛋不能生吃。

59. 吃毛蛋对人体有什么危害

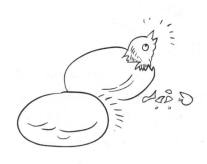

毛蛋又叫死胎蛋,是指在孵化过程中被淘汰下来的蛋。这种蛋在孵化过程中,由于受沙门氏菌和寄生虫的污染,或受温度、湿度的影响,导致发育中的胚胎停止生长而死亡,胚胎死后,还容易被许多致病

菌污染。如果毛蛋未完全烧熟，或者食用者抵抗力较差，在食用后就容易出现恶心、呕吐、腹泻等胃肠不适症状，因此毛蛋还是要尽量少吃。

60. 为什么生鲜牛奶不能直接喝

生鲜牛奶是指没有经过杀菌的牛奶。原卫生部出台的《乳与乳制品卫生管理办法》中明确规定：生鲜牛奶不能直接上市。没有经过加工的生鲜牛奶中藏有近100种致病菌，包括大肠埃希菌、弧形杆菌、布鲁氏菌等，人感染后会产生呕吐、腹泻、腹痛、发热等症状，严重的还会导致死亡。

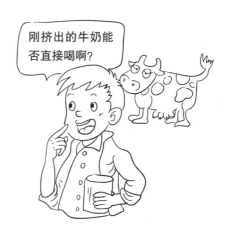

刚挤出的牛奶能否直接喝啊？

61. 食品包装主要应注意什么

我国的食品包装材料主要有纸张、塑料、金属、陶瓷等，食品包装材料与食品直接接触，选材得当与否，直接关系到人们的身体健康，如我国规定严禁在食品包装用纸中使用荧光增白剂等；餐具、饮具和盛放直接入口食品的容器，使用前必须洗净、消毒，炊具、用具用后必须洗净，保持清洁；贮存、运输和装卸食品的容器包装必须安全、无害，保持清洁，防止食品污染。

62. 为什么不能用色彩浓艳的陶瓷制品盛装食品

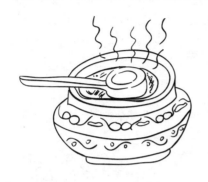

　　根据国家相关部门抽查显示,陶瓷餐具颜色越鲜艳,重金属就越容易超标。原因是有些厂家为了追求色彩鲜艳的效果,会在釉彩里加入一些重金属添加剂。当食物与餐具接触时,铅、镉等重金属就可能污染食品,特别是长期盛装酸性类食品,重金属更容易转移到食物中,引起人体中毒。因此,尽量不要选择色彩浓艳及内壁带有彩饰的餐具。

63. 为什么不能用金属容器存放蜂蜜

　　蜂蜜是带有弱酸性的液体,存放在金属容器中会产生化学反应,使容器中的铁、铅、锌等重金属进入蜂蜜中,使蜂蜜颜色变黑,营养成分也受到一定的破坏。人吃了这种蜂蜜,会出现恶心、呕吐等不适症状。因此,不要用金属容器盛装和存放蜂蜜,最好使用玻璃容器或食品用塑料容器。

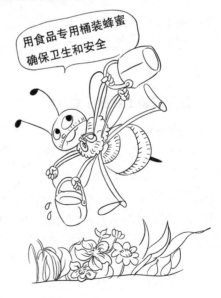

用食品专用桶装蜂蜜确保卫生和安全

64. 为什么不要用报纸包食物

报纸经过印、送、收、看等诸多过程来到消费者手上,不可避免地会沾上许多病菌,用来当作食品包装材料,极有可能让人染上各种疾病。同时,报纸上的油墨含有有毒的多氯联苯,很容易被食物中的油脂溶解吸收,食用了这种被污染的食物,对人的肝脏、口腔、皮肤和眼睛等都有损害。因此,不能用报纸包装食物。

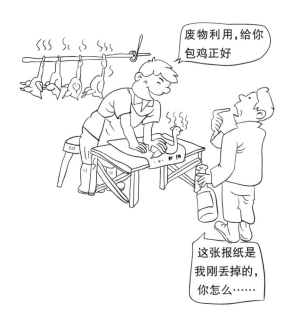

65. 如何简单识别有毒塑料袋

识别塑料袋有无毒性的方法有感官检测法、用水检测法、抖动检测法、火烧检测法等。其中较简单的有用水检测法,把塑料袋置于水中,并按入水底,无毒塑料袋可浮出水面,有毒塑料袋下沉;其次火烧检测法也较常用,无毒塑料袋易燃烧,火焰呈蓝色,燃烧时像蜡烛泪一样滴落,有石蜡味;有毒塑料袋不易燃烧,离火即熄,有刺激性气味。

66. 如何正确使用保鲜膜

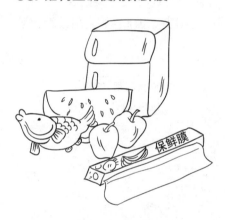

保鲜膜

在使用保鲜膜时应注意以下事项:按照产品包装上规定的温度范围使用;保鲜膜不要长期与食品直接接触;加热时应在保鲜膜上留下缝隙或扎几个小孔,以免爆炸,并防止高温水蒸气从保鲜膜落到食品上。

67. 什么叫做罐头"胖听"

罐头底盖向外胀罐,称为胖听,分为物理性胖听、化学性胖听和生物性胖听三种。物理性胖听多由于装罐过满或罐内真空度过低引起,可食用;化学性胖听是由于金属罐受酸性内容物腐蚀引起,不宜食用;生物性胖听则是由于杀菌不彻底或罐头有裂缝等原因被微生物污

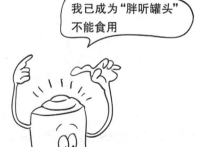

我已成为"胖听罐头"不能食用

染而引起的,此罐头禁止食用。基于一般家庭不能鉴别胖听性质,故应废弃胖听罐头,不再食用。

68. 为什么说铅是食品中常见的化学性污染

食品中的化学性污染是由汞、铅、有机磷、亚硝酸盐、亚硝胺和苯并芘等化学物质造成的,其中常见的是铅污染,因为它来源广泛,对人体危害大,食品容器和包装材料、食品加工以及含铅农药的使用等都可造成铅污染,如爆米花中的含铅量,常常超过食品卫生标准规定的含量。铅被身体吸收后,主要会损害神经系统、造血系统,以及肝肾等器官,尤其会导致青少年抵抗力下降及发育迟缓。

69. 镉超标大米有什么危害

20 世纪 50～70 年代,日本神通川流域上游有一家冶炼锌矿厂,其排出的污水灌溉农田,农田种植的大米供该地区人们长期食用。而一段时间后,该地区妇女中出现腰痛、下肢肌肉疼痛、行走困难等症状,甚至有的骨质疏松十分严重,轻微活动即引起骨折,苦不堪言。

这是日本曾经发生的另一公害病——因镉中毒而导致的"痛痛病"。

镉在人体内会干扰铜、锌、钴等必需元素的正常代谢,损伤肾脏功能,引起支气管炎、高血压、贫血等病症。

70. 如何减少丙烯酰胺的摄入量

最近,"某咖啡含有丙烯酰胺可能引发癌症"的消息传得沸沸扬扬。那么,丙烯酰胺究竟是何方"妖孽"?

其实,丙烯酰胺除了作为包装材料用的添加剂存在于黏合剂和纸中之外,还是食物高温下非酶作用的褐变反应的产物,如油炸薯片、炸鸡、爆玉米花、咖啡、饼干、面包等均相对含量较高。

丙烯酰胺在体内会影响DNA,导致遗传物质的损伤和基因突变,增加癌症风险,降低精子数量与活力,引起周围神经退行性变化等。要减少丙烯酰胺的摄入,需要注意改变烹调方法,避免温度过高、时间过长的煎、炸、烘、烤,提倡用蒸、煮、煨等方法;降低食物酸碱度,使用酵母发酵制作食品等。

71. 为什么要少吃油炸食品

油炸食品因其酥脆可口、香气扑鼻,所以深受许多成人和儿童的喜爱,但经常食用油炸食品对健康却极为不利。除了高温油炸后丙烯酰胺的含量过高外,油炸食品含有能量过高、维生素被高温破坏含量过低,均对人体无益,也是儿童过度肥胖的原因之一。因此,在日常生活中应尽量少吃油炸食品。

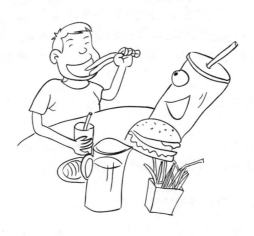

72. 为什么要少吃烧烤食品、熏制食品

烧烤食品的材料主要是肉类,肉类直接在高温下进行烧烤会产生一种叫苯并芘的致癌物质。人们如果经常食用被苯并芘污染的烧烤食品,致癌物质会在体内蓄积,有诱发胃癌、肠癌等肿瘤的危险。

熏鱼、熏肉等食品在加工时需要利用木屑等各种材料焖烧产生的烟气来熏制,以提高其防腐能力,还能使食品产生特殊的香味。但烟熏气体也会有苯并芘污染食品。

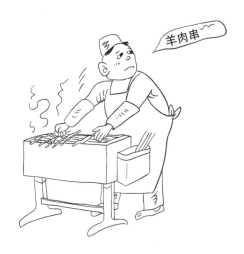

73. 为什么要少吃腌制、酱制食品

腌制和酱制食品含盐分太高,摄入过多会导致高血压。另外,蔬菜在腌制过程中硝酸盐可还原成亚硝酸盐,酱制食品中需要添加亚硝酸盐有利于发色和保藏,它们中所含的亚硝酸盐可以转化成致癌物亚硝胺,经常食用不利于健康,可诱发癌症。

74. 为什么不能吃烧焦的鱼和肉

　　如果烹调时不慎将鱼、肉烧焦了,会使鱼、肉里含有的丰富蛋白质和脂肪发生变化,生成对人体有害的物质。因此,烹调鱼、肉等含蛋白质、脂肪丰富的食物时应该注意火候,不要烧焦,万一烧焦了就不建议再吃。

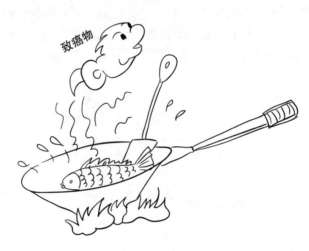

致癌物

75. 为什么食用油不能反复使用

　　日常生活中,许多农村家庭习惯把煎炸食品后的油存放起来再次使用,其实这样有害人体健康。因为食用油经反复高温加热后,不仅降低油的营养价值,还会产生很多有毒有害物质,甚至可以致癌。因此,食用油应避免反复使用。

76. 奶粉的常见不卫生问题有哪些

　　奶粉应该有牛乳的纯正香味,呈淡黄色的干燥粉末状,无结块,冲调后无团块,符合国家相关标准。而近年来,国内外均发生了奶粉召回事件,原因主要有细菌污染如沙门氏菌污染、阪崎肠杆菌污染等,以及化学物质污染如三聚氰胺等。奶粉是母乳不足时婴幼儿的主要替代食物,如营养配方不佳,长期蛋白质含量低,还会导致"大头娃娃"事件发生。

77. 如何拒绝反式脂肪酸

反式脂肪酸因进入人体后很难被人体利用、排出,使血液胆固醇增高,增加心血管疾病发生风险。世界卫生组织提出力争2023年全球范围内全面禁用人工反式脂肪酸。

为减少反式脂肪酸的摄入,一是眼要尖。留意食品标签配料表中是否出现:氢化植物油、部分氢化植物油、氢化棕榈油、氢化大豆油、植物起酥油、人造奶油等字眼,通常含有这些成分的,提示含反式脂肪酸的量相对较多。2013年1月1日实施的《预包装食品营养标签通则》规定,如食品配料含有或生产过程中使用了氢化和/或部分氢化油脂,必须在食品标签的营养成分表中标示反式脂肪酸含量。二是管住嘴。口感很香、很脆、很滑的食物可能是因使用了部分氢化植物油,富含反式脂肪酸。因此,奶茶、蛋糕、饼干、速冻比萨饼等食品应减少摄入。

78. 食品辐照保存是怎么回事

食品辐照保存因对营养素影响较小、操作方便、穿透力强、无污染,而被用于食品的杀菌防腐、抑制生芽、防治仓虫等工艺中。国家标准 GB 14891 对熟畜禽类、花粉、干果果脯等 8 类食物的辐照卫生标准进行了强制规定。食品辐照主要用 ^{60}Co 和 ^{137}Cs 产生的 γ 射线,全程受控,严格管理,能保障食品安全且不发生任何毒性物质。

79. 食品放射污染是怎么回事

食品放射污染与食品辐照保存是两个不同概念。2011 年 3 月 11 号,日本福岛核电站因为海啸而发生核泄漏事故,放射性物质 ^{131}I、^{134}Cs 和 ^{137}Cs 等对当地环境造成了严重污染。由于食物链的作用,放射性物质会向水生生物、植物、动物中转移。而 ^{137}Cs 浓度削减一半需要的时间为 30 年,放射污染消除缓慢。多次进食被放射性物质污染的食品,会引起身体慢性损伤,导致人群白血病和各种癌症的发病率增加。因此,被放射性物质污染的食品应做好源头管控,避免流通,避免人群食用。

80. 什么是食物中毒

食物中毒是指摄入含有生物性、化学性有毒有害物质的食品或把有毒有害物质当作食品摄入后所出现的非传染性的急性、亚急性疾病。

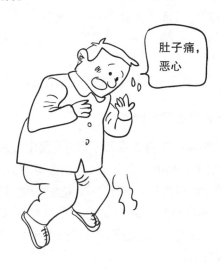

肚子痛,恶心

食物中毒有以下特点：

（1）发病潜伏期短，短时间内可能有多人发病；

（2）发病与食物有关，患者有食用同一污染食物史；

（3）患者的表现基本相似，以恶心、呕吐、腹痛、腹泻等胃肠道症状为主；

（4）人与人之间无直接传染。

81. 食物中毒如何分类

按病原物质分类可分为：

细菌性食物中毒：是食物中毒中最多见的一类。常见病原菌有沙门氏菌、葡萄球菌、蜡样芽孢杆菌、副溶血性弧菌等；

真菌及其毒素食物中毒：如霉变的甘蔗等；

有毒动物中毒：主要有两种，一是将天然含有有毒成分的动物当作食品，如河豚等；二是在一定条件下产生大量有毒成分的动物性食品，如死螃蟹等；

有毒植物中毒：如木薯、菜豆、毒蕈等引起的食物中毒；

化学性食物中毒：如有机磷农药、鼠药、亚硝酸盐等引起的食物中毒。

82. 如何预防食物中毒

切勿购买和食用腐败变质、过期、来源不明的食品及死因不明的畜禽、水产品等；不要采摘、食用不认识的野蘑菇、野菜和野果等；注意识别假冒伪劣食品和含有有毒有害物质的食品；加工、贮存食物时要做到生、熟分开，隔夜食品在食用前必须加热煮透后方可食用；养成良好的个人卫生习惯，烹调食物和进餐前要洗手，接触生鱼、生肉和生禽后必须再次洗手；保持厨房清洁，不要让昆虫、鼠类和其他动物接触食品；生活饮用水应清洁卫生,生吃瓜果、蔬菜要洗净、消毒,不要喝生水;妥善保管农药、杀虫剂、杀鼠剂等各种有毒物品,避免被误食、误用等。

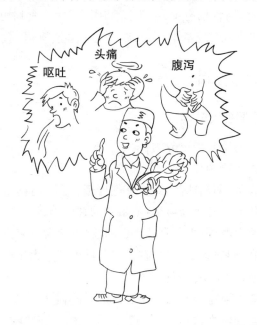

83. 发生食物中毒后怎么办

立即停止食用可疑中毒食物,并使用紧急催吐方法尽快排除毒物,尽快将中毒患者送往就近医院诊治;注意保留导致中毒的可疑食物以及患者吐泻物,保护好现场,并及时向当地卫生行政部门报告并协助卫生行政部门的调查处理;根据不同的中毒食物,在卫生部门的指导下对中毒场所采取相应的消毒处理。

84. 食源性致病菌有各自喜欢生存的食物吗

食源性致病菌通常也有选择地在相应的食物中生存繁殖,

当餐后出现呕吐、腹泻、发热等症状时,根据其进食的可疑食物,可以推测可能的致病菌,作为医疗救治的一个线索。

食品中常见的致病菌	相关的食物
沙门氏菌	禽、畜肉,蛋、乳制品
副溶血性弧菌	水产品
蜡样芽孢杆菌	剩饭、蔬菜
金黄色葡萄球菌	剩饭、火腿等
肉毒杆菌	发酵制品、肉制品
李斯特菌	乳制品、冰箱内即食肉制品
椰毒假单胞菌酵米面亚种	银耳、木耳等
变形杆菌	冰箱内储存的食物
致病性大肠埃希菌	肉制品、乳制品
空肠弯曲菌	生奶和肉类

85. 为什么生吃海鲜易引起食物中毒

2005 年 8 月,某宾馆 50 多名宾客在餐后发生腹疼腹泻症状,根据调查,这是一起由生吃泥螺等海鲜导致的副溶血性弧菌食物中毒事件。

进食海产品,如制作过程不严格,可能导致副溶血性弧菌、霍乱弧菌等细菌感染,出现恶心、呕吐、腹泻等症状,严重者还可出现脱水及意识障碍等表现。海产品虽然寄生虫少,但也不是没有,食肉的鱼类如鲨鱼、鳕鱼等也可能带有异尖线虫(也称无饰线虫病)感染,出现胃肠的损害,类似胃溃疡、阑尾炎等表现。

所以,海鲜应采用低温贮藏;加工过程中生熟用具要分开并严格清洗、消毒;烹调海鲜时一定要烧熟煮透,也可加适量食醋;烧熟后尽快食用,不要长时间放置。

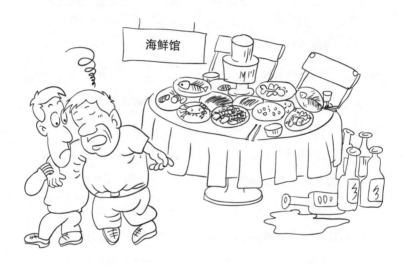

86. 淡水鱼、贝类中常见的寄生虫有哪些

菱、茭白、荸荠表面可能携带姜片虫;淡水鱼可能携带华支睾吸虫、裂头蚴;蟹、蝲蛄、小龙虾可能携带肺吸虫;鳝、鱼、蛇等可能携带有棘颚口线虫。寄生虫病的治疗效果因其寄居部位的不同、寄生虫对药物的敏感性等而有差异。防优于治,这些常见的食物应尽量做到烧熟煮透,避免生食或腌制、熏制等。

87. 醉蟹为何会有寄生虫

"介甲尽为香玉软,脂膏犹做紫霞坚。"古人形容醉蟹,肉比香玉,膏比紫霞,美味绝顶。但醉蟹的制作,仅靠白酒数日的浸泡并不能有效杀灭其体内的寄生虫,因此,醉蟹食用后发生寄生虫病仍多有报道。实在爱吃醉蟹的,应改良制作工艺,将蟹先蒸熟或煮熟后再用白酒浸泡,以避免寄生虫感染。

88. 生吃福寿螺对人体有什么危害

2006 年 8 月,某地 80 多人出现头痛、发热,皮肤感觉异常,有刺痛、烧灼感等症状,经调查是食用了凉拌的福寿螺肉引起的"广州管圆线虫病"。该病是由广州管圆线虫的幼虫引起的,常常寄生在淡水螺、鱼、虾、蟹,以及青蛙、蛇等动物体内,其中福寿螺的带虫率非常高,如果生食或者半生食,就可能致病,发病后最明显的症状就是急性剧烈头痛,并伴有发热等症状,其次是脖子僵硬,皮肤疼痛,以及恶心、呕吐等,严重的还会引起死亡,治疗需用大剂量驱虫药,且有一定难度。

福寿螺的虫卵呈粉红色,成螺与田螺相近,但福寿螺的肉颜色较浅,多为黄白色,而田螺的肉多为青褐色。福寿螺繁殖能力很强,发现粉红色螺卵时,应将其敲打碾碎,或在做好鱼毒防范措施下喷洒灭螺药。

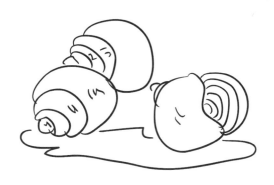

89. 蛙、蛇肉为何要煮透吃

生吃或吃半生不熟的蛙肉、蛇肉有可能会感染一种叫孟氏裂头蚴的寄生虫病。

孟氏裂头蚴的幼虫长 30 ～ 50 厘米，白色似棉丝状，盘曲成团，外观似脂肪结节，寄生在蛙、蛇等宿主的肌肉或皮下组织中，蛙类特别是在大腿、小腿中寄居。

预防孟氏裂头蚴感染，除了不生吃或半生吃蛙肉、蛇肉外，还应避免直接用蛙肉、蛇肉贴敷伤口。

90. 米猪肉对人体有什么危害

米猪肉是一种含有寄生虫囊尾蚴的病猪肉，感官鉴别米猪肉的主要手段是注意其瘦肉（肌肉）切开后的横断面，看是否附有石榴籽（或米粒）一般大小呈乳白色、半透明且光滑的水疱状物，如果发现有即可断定这种肉就是米猪肉。人若误食了这种米猪肉，就会在人体小肠长出长达 2 ～ 4 米的绦虫，这种寄生虫可引发绦虫病和囊虫病。囊虫可以寄生在人的心脏、大脑、眼睛等器官，如长在眼部，可影响视力或导致失明，如长在大脑，可引发癫痫。

2000 年 8 月，某法院审理了一起顾客误食米猪肉而引发的索赔案，并判决摊主因出售米猪肉向 5 名受害者进行赔偿。

91. 为什么不能吃病、毒死的禽畜肉

因为病死的家禽、牲畜带有病菌或寄生虫等，有些病菌和寄生虫即使通过高温加工也不会被杀灭，人吃了就会染病，严重的会导致死亡。此外，家禽、牲畜如果是吃了被农药或剧毒灭鼠药等污染的物品而死亡的，污染物会蓄积在死亡的动物体内，人吃

了以后,同样也会中毒甚至死亡。因此《中华人民共和国食品安全法》规定:病死、毒死的畜禽肉都不能吃。

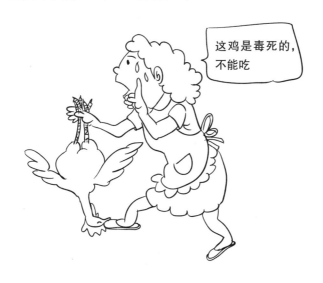

92. 哪些动物的部位不宜吃

猪、牛、羊等动物体上的甲状腺、肾上腺、病变淋巴结是三种"生理性有害器官";羊"悬筋",又称"蹄白珠",是羊蹄内发生病变的一种组织;鸡、鸭、鹅等禽类屁股上端长尾羽的部位,是个藏污纳垢的"仓库";鱼体腹腔两侧有一层黑色膜衣,是最腥臭、泥土味最浓的部位,含有大量的类脂质、溶菌酶等物质,因此以上部位都不宜吃。

93. 为什么喝豆浆要煮透

生豆浆中含有一种胰蛋白酶抑制剂,进入机体后抑制体内胰蛋白酶的正常活性,并对胃肠道有刺激作用,如果喝了生豆浆

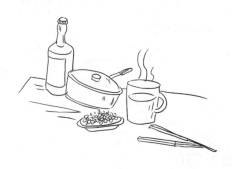

或是未煮开的豆浆，就会出现恶心、呕吐、腹痛、腹泻等胃肠炎症状。

2002 年 11 月，某市两所小学有 63 名学生陆续出现头痛、恶心、呕吐等症状，经调查发现原因是饮用未煮熟豆浆引起的。

94. 什么是"地沟油"，对人体有何危害

"地沟油"是一种质量极差、极不卫生的非食用油，它含有毒素，一旦食用，易引起食物中毒，甚至致癌。一些不法分子受利益驱动，非法从下水道和泔水中提取地沟油，并作为食用油低价销售给一些小餐馆，严重危害消费者的健康。

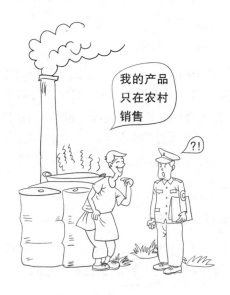

地沟油中还曾检出黄曲霉毒素，而黄曲霉毒素是一级致癌物，可直接导致胃癌、肝癌、肠癌等恶性肿瘤的发生。

95. 为什么说假酒危害人体健康

1998 年，某地发生不法厂商用甲醇勾兑散装假白酒，导致数百人中毒，其中 26 人死亡。甲醇是一种剧烈的神经毒，主要侵害视神经，导致视网膜受损、视神经萎缩、视力减退，甚至双目失明，口服 5 ～ 10 毫升，可致严重中毒，一次口服 30 毫升可致死，所以说假酒对人体的危害是巨大的。

96. 发芽的马铃薯能吃吗

不能吃。因为发芽的马铃薯含有一种称为龙葵碱的毒素，人食入龙葵碱0.2 ～ 0.4 克即可引起中毒。龙葵碱具有腐蚀性、溶血性，对运动中枢和呼吸中枢有麻痹作用。急性发芽马铃薯中毒一般在食后数十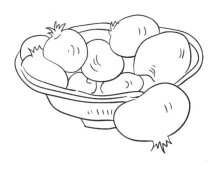分钟至数小时发病，可导致喉咙灼烧感、上腹疼痛，还会出现胃肠炎症状、头晕、呼吸困难等，重者可因心脏衰竭、呼吸中枢麻痹而死亡。

2007 年 8 月，陈女士等 3 人食用炒马铃薯之后，相继出现头晕恶心、上吐下泻、浑身乏力，经调查是食用发芽马铃薯引起的龙葵碱中毒。

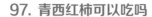

97. 青西红柿可以吃吗

未成熟的西红柿,表皮青色,含有生物碱苷、龙葵碱等毒素。虽然青西红柿中龙葵碱的含量较发芽马铃薯要少,但多吃还是会发生中毒,出现口涩、恶心、呕吐等症状,生吃更容易中毒,因此,西红柿一定要等成熟之后再食用。

98. 如何预防儿童苦杏仁中毒

在杏子熟的季节里,孩子们吃完杏子、桃子、李子等果肉,会好奇核里的果仁是否可以直接食用。家长应教育孩子不吃未经处理的果仁,因为果仁里含有苦杏仁苷,在体内会转变为剧毒的氢氰酸。在进食苦杏仁后的 1～2 个小时,中毒者口中会有苦涩感,出现流口水、头晕、头痛、恶心、呕吐、心跳过快、四肢无力等症状,严重的会导致机体窒息、呼吸麻痹,危及生命。

99. 为什么不能吃长黑斑的红薯

红薯又称地瓜、番薯,如果储存时间太久,或储存处过于潮湿,可使其表皮产生褐色或黑色斑点,这种红薯含有多种毒素,生吃或熟吃都会引起中毒,主要表现有恶心、呕吐、腹痛、腹泻等,严重的出现高热、抽搐、昏迷,甚至死亡。

100. 如何预防四季豆、豆角等中毒

生四季豆中含有皂素和植物血凝素等有毒成分,烹调时如果未烧熟煮透,食后易引起中毒,表现为恶心、呕吐、腹痛等症状。因此四季豆适宜炖食,炒食不要过于贪图脆嫩,以防中毒。

某工业园区内曾发生一起 22 人食物中毒事件,经调查证

实,中毒原因系烹调加工方式不当,四季豆所含有毒物质未被彻底破坏所致。

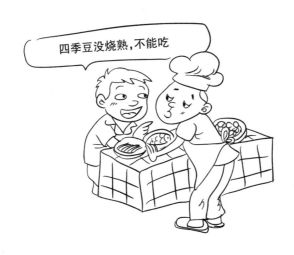

四季豆没烧熟,不能吃

101. 如何预防鲜黄花菜中毒

鲜黄花菜含有秋水仙碱,大量食用后能引起中毒,症状主要表现为恶心、呕吐、腹泻、头晕等。因此,鲜黄花菜烹调前需用清水浸泡 2 小时,再炒熟煮透,每次少量进食。干黄花菜已经经过蒸熟晒干,秋水仙碱被加热破坏,食用不会引起中毒。

2004 年 7 月,某公司职工食堂发生一起 18 人集体食物中毒事件,通过调查,中毒原因正是鲜黄花菜烹调不当引起的。

102. 如何警惕木耳中毒

近年来随着食源性疾病监测工作的加强,椰毒假单胞菌逐渐进入公众视野。浙江有一家三口,食用了在水里浸泡两天两夜的黑木耳后,中毒住院,其中小女孩发生肝功能衰竭,全身血液换了 4 次依然回天乏术。黑木耳本身无毒,而椰毒假单胞菌广泛存在于自然界,在 25 ～ 37℃环境温度下生长良好,能产生米酵菌酸、毒黄素等毒素,导致肝功能、肾功能、神经系统等受损,出现广泛性出血,重则危及生命。

103. 如何预防毒蘑菇中毒

我国的毒蘑菇有近百种,其中极毒的有褐鳞小伞、白毒伞、鹿花菌等 9 种。毒蘑菇形态各异,目前还没有简单易行且又精准的鉴别方法。

毒蘑菇具有胃肠毒素、神经毒素、血液毒素、原浆毒素等,且毒素通过一般烹调不能破坏其毒性,因此病情凶险,缺乏特效疗法,病死率高。

毒蘑菇中毒重在预防,最根本的方法是不采不吃野蘑菇。2007 年 4 月,某区发生 7 名护林员食用野生蘑菇中毒事件,其中 2 人经抢救无效死亡。

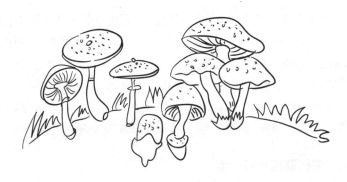

104. 为什么生吃白果会中毒

白果又名银杏,味带香甜,可以煮或炒食,有祛痰、止咳、润肺等功效,但白果内含有氢氰酸毒素,毒性很强,烧熟后毒性才会降低,故生食易中毒,其主要症状为口腔苦涩、头痛、恶心、呕吐等,严重者可因呼吸麻痹或心跳停止而死亡。

2006 年 4 月,一名因生吃白果出现头晕、恶心症状的女子被送入医院急救,由于中毒程度较深,女子在抢救过程中两度出现脉搏消失、呼吸微弱险情,经医生全力抢救才转危为安。

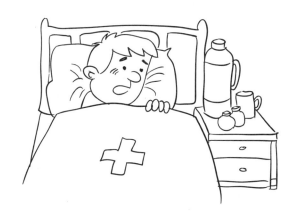

105. 为什么不能吃刚腌制的蔬菜

新鲜蔬菜中含有硝酸盐,刚腌制不久的蔬菜,特别是在加盐量不足和气温较高的条件下,硝酸盐就会转变成亚硝酸盐。当人们吃了这种没腌透的蔬菜,易引起亚硝酸盐中毒,主要症状是口唇、指甲及全身皮肤出现发绀,重症者可出现昏迷、痉挛和惊厥,若抢救不及时,则易造成死亡。

新腌制的蔬菜,在腌制的第 2 ~ 4 天亚硝酸盐含量增加,在第 7 ~ 8 天达到高峰,应至少腌制 20 天以上再吃。用于腌制的蔬菜应新鲜,不得用腐烂的蔬菜来腌制。

贮存过久的新鲜蔬菜、腐烂蔬菜和放置很久的煮熟的剩菜也会产生大量亚硝酸盐，也不能食用。

此外，亚硝酸盐呈白色颗粒状，有咸味，如存放不当，易被当成食盐，类似事件已多有发生，必须注意严格分开保存、使用，避免误食。

106. 为什么不能吃霉变的大米

2004年7月，某地一商家出售一种劣质的大米，这种大米外表浑圆透亮，但闻起来却有股霉味，经卫生部门检测证实这种大米含有大量黄曲霉毒素。黄曲霉毒素主要来自发霉的大米、玉米和花生等食品，具有很强的毒性，是目前世界上公认的强致癌物，易导致肝癌和胃癌等的发生。所以发现发霉的食品，坚决不能食用。

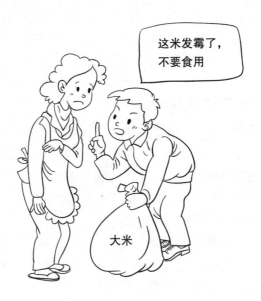

107. 为什么吃霉变甘蔗会中毒

2～3月初春时节,甘蔗保存不当极易发生霉变,如误食则会导致严重疾病。霉变的甘蔗质软,瓤部比正常甘蔗色深,呈浅棕色,闻之有轻度霉味。霉变甘蔗含有甘蔗节菱孢霉,其毒素为3- 硝基丙酸,主要损害中枢神经系统。中毒症状为头晕、呕吐、手脚僵直,严重者会发生昏迷、呼吸衰竭、死亡。幸存者也会留有严重后遗症,终身残疾。

2004 年 2 月,某县发生一起因食用霉变甘蔗引起的食物中毒事件,5 人中毒,其中 1 名 10 岁儿童死亡。因此,霉变甘蔗应坚决舍弃,不得食用。

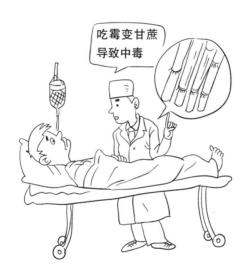

吃霉变甘蔗导致中毒

108. 为什么河豚味美却不建议吃

全球每年都有人因吃河豚而中毒身亡,河豚味道鲜美,"冒死"吃河豚却不可取。河豚的有毒成分是河豚毒素,它是一种神经毒,人一次性摄入 0.5 ～ 3 毫克就能致死。河豚的肝、脾、肾、卵巢、睾丸、眼球、皮肤及血液均有毒,并且毒素耐热,盐腌、日晒、一般加热烧煮均不能被破坏。目前尚无特效解救药,若怀疑食用河豚中毒,首先应尽快催吐洗胃,立即送医。

冒死吃河豚不可取,还要避免河豚混在杂鱼中不被识别而误食。

2007 年,某省连续发生 3 起腌制干鱼中毒事件,导致 8 人中毒,其中一名 5 岁儿童死亡,据调查中毒原因是食用了腌制的河豚。

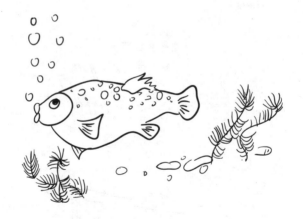

109. 为什么不能盲目服用鱼胆

鱼胆含有一种叫胆汁毒素的成分,这种毒素不易被破坏,因此用酒冲服生鱼胆或服食熟鱼胆都会发生中毒,造成人体肝、肾、心、脑等多种器官的损害。

2008 年 1 月,某县一老人一次把 3 个生鱼胆吞进了肚子,没想到吃后不到一个小时,便出现了胃痛、恶心等症状,继而呕吐、腹泻,经医生诊断为鱼胆中毒。

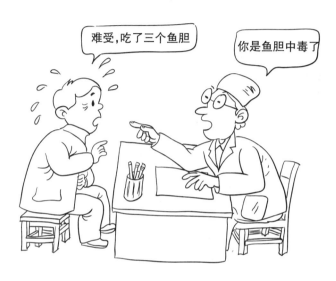

难受,吃了三个鱼胆

你是鱼胆中毒了

110. 为什么蟾蜍不建议食用

蟾蜍又称癞蛤蟆,它的耳后腺、皮肤腺能分泌一种白色浆液——蟾酥,有毒。在食用蟾蜍半小时到 4 个小时左右,中毒者会突然出现频繁的恶心、呕吐、腹痛、腹泻等症状,进而出现心率减慢、发绀、休克、唇舌麻木,严重者出现烦躁、抽搐、昏迷,甚至因心跳呼吸停止而死亡。

蟾酥的结构很复杂,而蟾蜍的含毒部位不限于头部与皮肤,因此,预防蟾蜍中毒最好的措施,是教育群众不要吃蟾蜍,特别是儿童对蟾酥的敏感性大于成人,更应避免食用。

111. 为什么毛蚶最好别吃

1988 年,我国某地暴发甲肝大流行,罪魁祸首就是毛蚶,因此该地一直禁止销售毛蚶等生食水产品。毛蚶有一定的营养价值,进食毛蚶应改变生食或开水一烫即吃的方式,应烧熟煮透,确保安全。

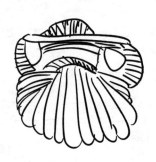

112. 为什么要当心赤潮下的贝类

贻贝、香螺、织纹螺等本来无毒且是一贯以来食用的贝类,如摄入了有毒的海藻,2～3天后即被毒化,导致人进食后出现麻痹性贝类中毒。贝类被毒化后,含有石房蛤毒素、沟膝藻毒素等麻痹性贝毒。人在进食后半小时到3小时,出现舌、唇、手指等感觉麻木,并继续发展,严重者直至全身肌肉失去控制,出现呼吸困难,窒息而亡。患者至死前都意识清晰,与河豚中毒相似。

贝类被毒化,多见于"赤潮"的附近海域。在自然界中,当某一海域因巨浪、飓风等气象条件影响或被外界污染,海水中某些浮游生物等爆发式增殖或高度聚集,引起水体变为红色或黄色、绿色、褐色等,出现"赤潮"。我国近年来"赤潮"发生频率增加,应引起注意。

113. 为何不宜食用野生蜂蜜

　　野生蜂蜜往往带有一定毒素,其主要原因是蜜蜂在采集花粉过程中,将有毒的花粉带入蜂巢,如采了雷公藤的花、荞麦花、烟草等有毒植物的花粉,酿成"毒蜜"。"毒蜜"因有毒植物的毒性、进食量的多少而中毒症状不一,一般轻症患者仅有口干、味苦、唇舌发麻等症状,严重者出现肝肾损害等。

　　2007 年 11 ~ 12 月,某省发生 3 起因为食用野生蜂蜜引发的中毒事件,造成 13 人中毒,3 人死亡。

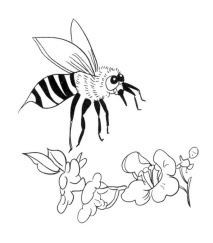

114. 苍蝇、蟑螂、老鼠对食品有什么污染

　　苍蝇、蟑螂、老鼠、蚊子是"四害",其中苍蝇喜吃污物、粪便和人的食物,在接触到食物或餐具时,边食、边拉、边吐,全身可携带病原菌,极易传播肠道传染病,如伤寒、霍乱、细菌性痢疾、

病毒性肝炎、阿米巴痢疾等。

蟑螂昼伏夜出,白天藏在厨房、食堂、垃圾污物堆积场等阴暗、温暖、潮湿和食物丰富的地方,通过体表和肠腔同样可以传播上述肠道传染病。

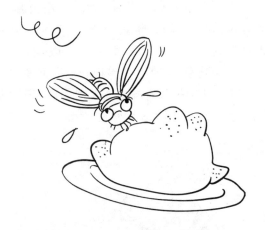

老鼠体内或体表带有多种病原体,并可通过粪尿、唾液或体表污染食物和水,从而将疾病传播给人。老鼠主要传播鼠疫、流行性出血热、钩端螺旋体病等疾病。

115. 患有哪些疾病的人员不得从事直接入口食品工作

根据《中华人民共和国食品安全法》《中华人民共和国传染病防治法》规定,患有霍乱、细菌性和阿米巴性痢疾、伤寒和副伤寒、病毒性肝炎(甲型、戊型)、活动性肺结核、化脓性或者渗出性皮肤病的从业人员,不得从事直接入口食品的工作。

116. 食品安全相关的法律法规有哪些

食品安全相关的法律法规有:《中华人民共和国食品安全

法》《中华人民共和国农产品质量安全法》《中华人民共和国产品质量法》《中华人民共和国食品安全法实施条例》《食品生产许可管理办法》《餐饮服务食品安全监督管理办法》《餐饮服务食品安全操作规范》《餐饮服务许可审查规范》《学校食堂与学生集体用餐卫生管理规定》《进出口食品安全管理办法》等。

117. 我国食品安全标准有哪些类别

近年来,我国积极推动食品的规范化管理,现行食品相关标准达到数万个,包括国家标准(GB)、农业标准(NY)、商业标准(SB)、化工标准(HG)、地方标准(DB)、卫生标准(WS)、水产标准(SC)、企业标准(Q)、团体标准(T)等,涉及不同类型的产品、不同领域的生产工艺、不同指标的检测方法等。

118. 进口食品要符合我国的食品安全要求吗

是的,进口食品应当符合我国的标准及双方合同的质量约定,进口商应当建立境外出口商、境外生产企业审核制度,重点审核境外出口商、境外生产企业和执行食品安全风险控制措施的情况以及向我国出口的食品是否符合食品安全标准及实施条例、其他有关法律、行政法规的规定以及食品安全国家标准的要求。

119. 食品安全风险监测有什么意义

《中华人民共和国食品安全法》及其实施条例均明确规定,县级以上人民政府卫生行政部门会同同级食品安全监督管理等部门建立食品安全风险监测会商机制,汇总、分析风险监测数据,研判食品安全风险,形成食品安全风险监测分析报告,做好政府参谋。如食品安全风险监测结果表明存在食品安全隐患,食品安全监督管理等部门经进一步调查确认有必要通知相关食品生产经营者的,应当及时通知。

食品安全风险监测是一种主动监测,对早期发现食品安全问题具有重要意义。

120. 国家对食品全程跟踪体系有什么要求

《中华人民共和国食品安全法》规定,国务院食品安全监督管理部门会同国务院农业行政等有关部门明确食品安全全程追溯基本要求,指导食品生产经营者通过信息化手段建立、完善食品安全追溯体系。食品生产经营者应当建立食品安全追溯体系,依照食品安全法的规定如实记录并保存进货查验、出厂检验、食品销售等信息,保证食品可追溯。

民以食为天,食以安为先,食品安全无小事。在健康中国的战略中,支撑全民健康的,除了优质的医疗资源外,更需要洁净的环境与安全的食品。食品安全政策和行动有必要涵盖从生产到消费整条食品链,实施食品全程跟踪体系,让其带给居民看得见的安全与放心。